Ägare Detaljer

Namn:
E-postadress:
Telefon:
Kontaktperson i nödfall:

Loggbok Detaljer

Loggens startdatum:
Loggens slutdatum:

Mål för idag _____ (M) (T) (O) (T) (F) (L) (S)

Muskelgrupp _____ Vikt _____ Datum / _____
Sträcka ○ Uppvärmning _____ Tid

Styrketräning

Träning	Uppsättning	1	2	3	4	5	6	7
	Upprepningar							
	Vikt							
	Upprepningar							
	Vikt							
	Upprepningar							
	Vikt							
	Upprepningar							
	Vikt							
	Upprepningar							
	Vikt							
	Upprepningar							
	Vikt							
	Upprepningar							
	Vikt							
	Upprepningar							
	Vikt							

Konditionsträning

Träning	Kalorier	Distans	Tid

Vattenintag _____

Kyla ner _____

Känsla ☆☆☆☆☆

Anteckningar

Mål för idag _____   Ⓜ Ⓣ Ⓞ Ⓣ Ⓕ Ⓛ Ⓢ

Muskelgrupp _____   Vikt _____   Datum / _____
Sträcka ◯ Uppvärmning   Tid

Styrketräning

Träning	Uppsättning	1	2	3	4	5	6	7
	Upprepningar							
	Vikt							
	Upprepningar							
	Vikt							
	Upprepningar							
	Vikt							
	Upprepningar							
	Vikt							
	Upprepningar							
	Vikt							
	Upprepningar							
	Vikt							
	Upprepningar							
	Vikt							
	Upprepningar							
	Vikt							

Konditionsträning

Träning	Kalorier	Distans	Tid

Vattenintag _____

Kyla ner _____

Känsla ☆☆☆☆☆

Anteckningar

Mål för idag _____ (M) (T) (O) (T) (F) (L) (S)

Muskelgrupp _____ Vikt _____ Datum / _____
Sträcka ○ Uppvärmning _____ Tid

Styrketräning

Träning	Uppsättning	1	2	3	4	5	6	7
	Upprepningar							
	Vikt							
	Upprepningar							
	Vikt							
	Upprepningar							
	Vikt							
	Upprepningar							
	Vikt							
	Upprepningar							
	Vikt							
	Upprepningar							
	Vikt							
	Upprepningar							
	Vikt							
	Upprepningar							
	Vikt							

Konditionsträning

Träning	Kalorier	Distans	Tid

Vattenintag _____

Kyla ner _____

Känsla ☆☆☆☆☆

Anteckningar

Mål för idag _____ Ⓜ Ⓣ Ⓞ Ⓣ Ⓕ Ⓛ Ⓢ

Muskelgrupp _____ Vikt _____ Datum / _____
Sträcka ◯ Uppvärmning _____ Tid

Styrketräning

Träning	Uppsättning	1	2	3	4	5	6	7
	Upprepningar							
	Vikt							
	Upprepningar							
	Vikt							
	Upprepningar							
	Vikt							
	Upprepningar							
	Vikt							
	Upprepningar							
	Vikt							
	Upprepningar							
	Vikt							
	Upprepningar							
	Vikt							
	Upprepningar							
	Vikt							

Konditionsträning

Träning	Kalorier	Distans	Tid

Vattenintag _____

Kyla ner _____

Känsla ☆☆☆☆☆

Anteckningar

Mål för idag _____   (M) (T) (O) (T) (F) (L) (S)

Muskelgrupp _____   Vikt _____   Datum / _____
Sträcka ◯ Uppvärmning _____   Tid

Styrketräning

Träning	Uppsättning	1	2	3	4	5	6	7
	Upprepningar							
	Vikt							
	Upprepningar							
	Vikt							
	Upprepningar							
	Vikt							
	Upprepningar							
	Vikt							
	Upprepningar							
	Vikt							
	Upprepningar							
	Vikt							
	Upprepningar							
	Vikt							
	Upprepningar							
	Vikt							

Konditionsträning

Träning	Kalorier	Distans	Tid

Vattenintag _____

Kyla ner _____

Känsla ☆☆☆☆☆

Anteckningar

Mål för idag _____   Ⓜ Ⓣ Ⓞ Ⓣ Ⓕ Ⓛ Ⓢ

Muskelgrupp _____ Vikt _____ Datum / _____
Sträcka ◯ Uppvärmning _____ Tid

Styrketräning

Träning	Uppsättning	1	2	3	4	5	6	7
	Upprepningar							
	Vikt							
	Upprepningar							
	Vikt							
	Upprepningar							
	Vikt							
	Upprepningar							
	Vikt							
	Upprepningar							
	Vikt							
	Upprepningar							
	Vikt							
	Upprepningar							
	Vikt							
	Upprepningar							
	Vikt							

Konditionsträning

Träning	Kalorier	Distans	Tid

Vattenintag _____

Kyla ner _____

Känsla ☆☆☆☆☆

Anteckningar

Mål för idag _____   (M) (T) (O) (T) (F) (L) (S)

Muskelgrupp _____ Vikt _____ Datum / _____
Sträcka ◯ Uppvärmning _____ Tid

Styrketräning

Träning	Uppsättning	1	2	3	4	5	6	7
	Upprepningar							
	Vikt							
	Upprepningar							
	Vikt							
	Upprepningar							
	Vikt							
	Upprepningar							
	Vikt							
	Upprepningar							
	Vikt							
	Upprepningar							
	Vikt							
	Upprepningar							
	Vikt							
	Upprepningar							
	Vikt							

Konditionsträning

Träning	Kalorier	Distans	Tid

Vattenintag _____

Kyla ner _____

Känsla ☆☆☆☆☆

Anteckningar

Mål för idag _____ Ⓜ Ⓣ Ⓞ Ⓣ Ⓕ Ⓛ Ⓢ

Muskelgrupp _____ Vikt _____ Datum / _____
Sträcka ◯ Uppvärmning _____ Tid

Styrketräning

Träning	Uppsättning	1	2	3	4	5	6	7
	Upprepningar							
	Vikt							
	Upprepningar							
	Vikt							
	Upprepningar							
	Vikt							
	Upprepningar							
	Vikt							
	Upprepningar							
	Vikt							
	Upprepningar							
	Vikt							
	Upprepningar							
	Vikt							
	Upprepningar							
	Vikt							

Konditionsträning

Träning	Kalorier	Distans	Tid

Vattenintag _____

Kyla ner _____

Känsla ☆☆☆☆☆

Anteckningar

Mål för idag _____ Ⓜ Ⓣ Ⓞ Ⓣ Ⓕ Ⓛ Ⓢ

Muskelgrupp _____ Vikt _____ Datum / _____
Sträcka ◯ Uppvärmning _____ Tid

Styrketräning

Träning	Uppsättning	1	2	3	4	5	6	7
	Upprepningar							
	Vikt							
	Upprepningar							
	Vikt							
	Upprepningar							
	Vikt							
	Upprepningar							
	Vikt							
	Upprepningar							
	Vikt							
	Upprepningar							
	Vikt							
	Upprepningar							
	Vikt							
	Upprepningar							
	Vikt							

Konditionsträning

Träning	Kalorier	Distans	Tid

Vattenintag _____

Kyla ner _____

Känsla ☆☆☆☆☆

Anteckningar

Mål för idag _____ Ⓜ Ⓣ Ⓞ Ⓣ Ⓕ Ⓛ Ⓢ

Muskelgrupp _____ Vikt _____ Datum / _____
Sträcka ◯ Uppvärmning _____ Tid

Styrketräning

Träning	Uppsättning	1	2	3	4	5	6	7
	Upprepningar							
	Vikt							
	Upprepningar							
	Vikt							
	Upprepningar							
	Vikt							
	Upprepningar							
	Vikt							
	Upprepningar							
	Vikt							
	Upprepningar							
	Vikt							
	Upprepningar							
	Vikt							
	Upprepningar							
	Vikt							

Konditionsträning

Träning	Kalorier	Distans	Tid

Vattenintag _____

Kyla ner _____

Känsla ☆☆☆☆☆

Anteckningar

Mål för idag _____   (M) (T) (O) (T) (F) (L) (S)

Muskelgrupp _____ Vikt _____ Datum / _____
Sträcka ○ Uppvärmning _____ Tid

Styrketräning

Träning	Uppsättning	1	2	3	4	5	6	7
	Upprepningar							
	Vikt							
	Upprepningar							
	Vikt							
	Upprepningar							
	Vikt							
	Upprepningar							
	Vikt							
	Upprepningar							
	Vikt							
	Upprepningar							
	Vikt							
	Upprepningar							
	Vikt							
	Upprepningar							
	Vikt							

Konditionsträning

Träning	Kalorier	Distans	Tid

Vattenintag _____

Kyla ner _____

Känsla ☆☆☆☆☆

Anteckningar

Mål för idag _____ (M) (T) (O) (T) (F) (L) (S)

Muskelgrupp _____ Vikt _____ Datum / _____
Sträcka ◯ Uppvärmning _____ Tid

Styrketräning

Träning	Uppsättning	1	2	3	4	5	6	7
	Upprepningar							
	Vikt							
	Upprepningar							
	Vikt							
	Upprepningar							
	Vikt							
	Upprepningar							
	Vikt							
	Upprepningar							
	Vikt							
	Upprepningar							
	Vikt							
	Upprepningar							
	Vikt							
	Upprepningar							
	Vikt							

Konditionsträning

Träning	Kalorier	Distans	Tid

Vattenintag _____

Kyla ner _____

Känsla ☆☆☆☆☆

Anteckningar

Mål för idag _____ Ⓜ Ⓣ Ⓞ Ⓣ Ⓕ Ⓛ Ⓢ

Muskelgrupp _____ Vikt _____ Datum / _____
Sträcka ◯ Uppvärmning _____ Tid

Styrketräning

Träning	Uppsättning	1	2	3	4	5	6	7
	Upprepningar							
	Vikt							
	Upprepningar							
	Vikt							
	Upprepningar							
	Vikt							
	Upprepningar							
	Vikt							
	Upprepningar							
	Vikt							
	Upprepningar							
	Vikt							
	Upprepningar							
	Vikt							
	Upprepningar							
	Vikt							

Konditionsträning

Träning	Kalorier	Distans	Tid

Vattenintag _____

Kyla ner _____

Känsla ☆☆☆☆☆

Anteckningar

Mål för idag _____ (M) (T) (O) (T) (F) (L) (S)

Muskelgrupp _____ Vikt _____ Datum / _____
Sträcka ◯ Uppvärmning _____ Tid

Styrketräning

Träning	Uppsättning	1	2	3	4	5	6	7
	Upprepningar							
	Vikt							
	Upprepningar							
	Vikt							
	Upprepningar							
	Vikt							
	Upprepningar							
	Vikt							
	Upprepningar							
	Vikt							
	Upprepningar							
	Vikt							
	Upprepningar							
	Vikt							
	Upprepningar							
	Vikt							

Konditionsträning

Träning	Kalorier	Distans	Tid

Vattenintag _____

Kyla ner _____

Känsla ☆☆☆☆☆

Anteckningar

Mål för idag _____ Ⓜ Ⓣ Ⓞ Ⓣ Ⓕ Ⓛ Ⓢ

Muskelgrupp _____ Vikt _____ Datum / _____
Sträcka ◯ Uppvärmning _____ Tid

Styrketräning

Träning	Uppsättning	1	2	3	4	5	6	7
	Upprepningar							
	Vikt							
	Upprepningar							
	Vikt							
	Upprepningar							
	Vikt							
	Upprepningar							
	Vikt							
	Upprepningar							
	Vikt							
	Upprepningar							
	Vikt							
	Upprepningar							
	Vikt							
	Upprepningar							
	Vikt							

Konditionsträning

Träning	Kalorier	Distans	Tid

Vattenintag _____

Kyla ner _____

Känsla ☆☆☆☆☆

Anteckningar

Mål för idag _____   (M) (T) (O) (T) (F) (L) (S)

Muskelgrupp _____ Vikt _____ Datum /_____
Sträcka ◯ Uppvärmning _____ Tid

Styrketräning

Träning	Uppsättning	1	2	3	4	5	6	7
	Upprepningar							
	Vikt							
	Upprepningar							
	Vikt							
	Upprepningar							
	Vikt							
	Upprepningar							
	Vikt							
	Upprepningar							
	Vikt							
	Upprepningar							
	Vikt							
	Upprepningar							
	Vikt							
	Upprepningar							
	Vikt							

Konditionsträning

Träning	Kalorier	Distans	Tid

Vattenintag _____

Kyla ner _____

Känsla ☆☆☆☆☆

Anteckningar

Mål för idag _____ Ⓜ Ⓣ Ⓞ Ⓣ Ⓕ Ⓛ Ⓢ

Muskelgrupp _____ Vikt _____ Datum /_____
Sträcka ◯ Uppvärmning_____ Tid

Styrketräning

Träning	Uppsättning	1	2	3	4	5	6	7
	Upprepningar							
	Vikt							
	Upprepningar							
	Vikt							
	Upprepningar							
	Vikt							
	Upprepningar							
	Vikt							
	Upprepningar							
	Vikt							
	Upprepningar							
	Vikt							
	Upprepningar							
	Vikt							
	Upprepningar							
	Vikt							

Konditionsträning

Träning	Kalorier	Distans	Tid
_____			
_____			
_____			

Vattenintag _____

Kyla ner _____

Känsla ☆☆☆☆☆

Anteckningar

Mål för idag _____ (M) (T) (O) (T) (F) (L) (S)

Muskelgrupp _____ Vikt _____ Datum / _____
Sträcka ○ Uppvärmning _____ Tid

Styrketräning

Träning	Uppsättning	1	2	3	4	5	6	7
	Upprepningar							
	Vikt							
	Upprepningar							
	Vikt							
	Upprepningar							
	Vikt							
	Upprepningar							
	Vikt							
	Upprepningar							
	Vikt							
	Upprepningar							
	Vikt							
	Upprepningar							
	Vikt							
	Upprepningar							
	Vikt							

Konditionsträning

Träning	Kalorier	Distans	Tid

Vattenintag _____

Kyla ner _____

Känsla ☆☆☆☆☆

Anteckningar

Mål för idag _____ (M) (T) (O) (T) (F) (L) (S)

Muskelgrupp _____ Vikt _____ Datum / _____
Sträcka ◯ Uppvärmning _____ Tid

Styrketräning

Träning	Uppsättning	1	2	3	4	5	6	7
	Upprepningar							
	Vikt							
	Upprepningar							
	Vikt							
	Upprepningar							
	Vikt							
	Upprepningar							
	Vikt							
	Upprepningar							
	Vikt							
	Upprepningar							
	Vikt							
	Upprepningar							
	Vikt							
	Upprepningar							
	Vikt							

Konditionsträning

Träning	Kalorier	Distans	Tid

Vattenintag _____

Kyla ner _____

Känsla ☆☆☆☆☆

Anteckningar

Mål för idag _____ Ⓜ Ⓣ Ⓞ Ⓣ Ⓕ Ⓛ Ⓢ

Muskelgrupp _____ Vikt _____ Datum / _____
Sträcka ◯ Uppvärmning _____ Tid

Styrketräning

Träning	Uppsättning	1	2	3	4	5	6	7
	Upprepningar							
	Vikt							
	Upprepningar							
	Vikt							
	Upprepningar							
	Vikt							
	Upprepningar							
	Vikt							
	Upprepningar							
	Vikt							
	Upprepningar							
	Vikt							
	Upprepningar							
	Vikt							
	Upprepningar							
	Vikt							

Konditionsträning

Träning	Kalorier	Distans	Tid

Vattenintag _____

Kyla ner _____

Känsla ☆☆☆☆☆

Anteckningar

Mål för idag _____ (M) (T) (O) (T) (F) (L) (S)

Muskelgrupp _____ Vikt _____ Datum / _____
Sträcka ◯ Uppvärmning _____ Tid

Styrketräning

Träning	Uppsättning	1	2	3	4	5	6	7
	Upprepningar							
	Vikt							
	Upprepningar							
	Vikt							
	Upprepningar							
	Vikt							
	Upprepningar							
	Vikt							
	Upprepningar							
	Vikt							
	Upprepningar							
	Vikt							
	Upprepningar							
	Vikt							
	Upprepningar							
	Vikt							

Konditionsträning

Träning	Kalorier	Distans	Tid

Vattenintag _____

Kyla ner _____

Känsla ☆☆☆☆☆

Anteckningar

Mål för idag _____ Ⓜ Ⓣ Ⓞ Ⓣ Ⓕ Ⓛ Ⓢ

Muskelgrupp _____ Vikt _____ Datum / _____
Sträcka ◯ Uppvärmning _____ Tid

Styrketräning

Träning	Uppsättning	1	2	3	4	5	6	7
	Upprepningar							
	Vikt							
	Upprepningar							
	Vikt							
	Upprepningar							
	Vikt							
	Upprepningar							
	Vikt							
	Upprepningar							
	Vikt							
	Upprepningar							
	Vikt							
	Upprepningar							
	Vikt							
	Upprepningar							
	Vikt							

Konditionsträning

Träning	Kalorier	Distans	Tid

Vattenintag _____

Kyla ner _____

Känsla ☆☆☆☆☆

Anteckningar

Mål för idag _____ (M) (T) (O) (T) (F) (L) (S)

Muskelgrupp _____ Vikt _____ Datum / _____
Sträcka ◯ Uppvärmning _____ Tid

Styrketräning

Träning	Uppsättning	1	2	3	4	5	6	7
	Upprepningar							
	Vikt							
	Upprepningar							
	Vikt							
	Upprepningar							
	Vikt							
	Upprepningar							
	Vikt							
	Upprepningar							
	Vikt							
	Upprepningar							
	Vikt							
	Upprepningar							
	Vikt							
	Upprepningar							
	Vikt							

Konditionsträning

Träning	Kalorier	Distans	Tid

Vattenintag _____

Kyla ner _____

Känsla ☆☆☆☆☆

Anteckningar

Mål för idag _____ (M) (T) (O) (T) (F) (L) (S)

Muskelgrupp _____ Vikt _____ Datum / _____
Sträcka ○ Uppvärmning _____ Tid

Styrketräning

Träning	Uppsättning	1	2	3	4	5	6	7
	Upprepningar							
	Vikt							
	Upprepningar							
	Vikt							
	Upprepningar							
	Vikt							
	Upprepningar							
	Vikt							
	Upprepningar							
	Vikt							
	Upprepningar							
	Vikt							
	Upprepningar							
	Vikt							
	Upprepningar							
	Vikt							

Konditionsträning

Träning	Kalorier	Distans	Tid

Vattenintag _____

Kyla ner _____

Känsla ☆☆☆☆☆

Anteckningar

Mål för idag _____ (M)(T)(O)(T)(F)(L)(S)

Muskelgrupp _____ Vikt _____ Datum / _____
Sträcka ◯ Uppvärmning _____ Tid

Styrketräning

Träning	Uppsättning	1	2	3	4	5	6	7
	Upprepningar							
	Vikt							
	Upprepningar							
	Vikt							
	Upprepningar							
	Vikt							
	Upprepningar							
	Vikt							
	Upprepningar							
	Vikt							
	Upprepningar							
	Vikt							
	Upprepningar							
	Vikt							
	Upprepningar							
	Vikt							

Konditionsträning

Träning	Kalorier	Distans	Tid

Vattenintag _____

Kyla ner _____

Känsla ☆☆☆☆☆

Anteckningar

Mål för idag _____ Ⓜ Ⓣ Ⓞ Ⓣ Ⓕ Ⓛ Ⓢ

Muskelgrupp _____ Vikt _____ Datum / _____
Sträcka ◯ Uppvärmning _____ Tid

Styrketräning

Träning	Uppsättning	1	2	3	4	5	6	7
	Upprepningar							
	Vikt							
	Upprepningar							
	Vikt							
	Upprepningar							
	Vikt							
	Upprepningar							
	Vikt							
	Upprepningar							
	Vikt							
	Upprepningar							
	Vikt							
	Upprepningar							
	Vikt							
	Upprepningar							
	Vikt							

Konditionsträning

Träning	Kalorier	Distans	Tid

Vattenintag _____

Kyla ner _____

Känsla ☆☆☆☆☆

Anteckningar

Mål för idag _____ (M) (T) (O) (T) (F) (L) (S)

Muskelgrupp _____ Vikt _____ Datum / _____
Sträcka ◯ Uppvärmning _____ Tid

Styrketräning

Träning	Uppsättning	1	2	3	4	5	6	7
	Upprepningar							
	Vikt							
	Upprepningar							
	Vikt							
	Upprepningar							
	Vikt							
	Upprepningar							
	Vikt							
	Upprepningar							
	Vikt							
	Upprepningar							
	Vikt							
	Upprepningar							
	Vikt							
	Upprepningar							
	Vikt							

Konditionsträning

Träning	Kalorier	Distans	Tid

Vattenintag _____

Kyla ner _____

Känsla ☆☆☆☆☆

Anteckningar

Mål för idag _____   Ⓜ Ⓣ Ⓞ Ⓣ Ⓕ Ⓛ Ⓢ

Muskelgrupp _____ Vikt _____ Datum /_____
Sträcka ◯ Uppvärmning _____ Tid

Styrketräning

Träning	Uppsättning	1	2	3	4	5	6	7
	Upprepningar							
	Vikt							
	Upprepningar							
	Vikt							
	Upprepningar							
	Vikt							
	Upprepningar							
	Vikt							
	Upprepningar							
	Vikt							
	Upprepningar							
	Vikt							
	Upprepningar							
	Vikt							
	Upprepningar							
	Vikt							

Konditionsträning

Träning	Kalorier	Distans	Tid

Vattenintag _____

Kyla ner _____

Känsla ☆☆☆☆☆

Anteckningar

Mål för idag _____ (M) (T) (O) (T) (F) (L) (S)

Muskelgrupp _____ Vikt _____ Datum / _____
Sträcka ◯ Uppvärmning _____ Tid

Styrketräning

Träning	Uppsättning	1	2	3	4	5	6	7
	Upprepningar							
	Vikt							
	Upprepningar							
	Vikt							
	Upprepningar							
	Vikt							
	Upprepningar							
	Vikt							
	Upprepningar							
	Vikt							
	Upprepningar							
	Vikt							
	Upprepningar							
	Vikt							
	Upprepningar							
	Vikt							

Konditionsträning

Träning	Kalorier	Distans	Tid
_____			
_____			
_____			
_____			

Vattenintag _____

Kyla ner _____

Känsla ☆☆☆☆☆

Anteckningar

Mål för idag _____ (M) (T) (O) (T) (F) (L) (S)

Muskelgrupp _____ Vikt _____ Datum / _____
Sträcka ◯ Uppvärmning _____ Tid

Styrketräning

Träning	Uppsättning	1	2	3	4	5	6	7
	Upprepningar							
	Vikt							
	Upprepningar							
	Vikt							
	Upprepningar							
	Vikt							
	Upprepningar							
	Vikt							
	Upprepningar							
	Vikt							
	Upprepningar							
	Vikt							
	Upprepningar							
	Vikt							
	Upprepningar							
	Vikt							

Konditionsträning

Träning	Kalorier	Distans	Tid

Vattenintag _____

Kyla ner _____

Känsla ☆☆☆☆☆

Anteckningar

Mål för idag _____ (M) (T) (O) (T) (F) (L) (S)

Muskelgrupp _____ Vikt _____ Datum / _____
Sträcka ◯ Uppvärmning _____ Tid

Styrketräning

Träning	Uppsättning	1	2	3	4	5	6	7
	Upprepningar							
	Vikt							
	Upprepningar							
	Vikt							
	Upprepningar							
	Vikt							
	Upprepningar							
	Vikt							
	Upprepningar							
	Vikt							
	Upprepningar							
	Vikt							
	Upprepningar							
	Vikt							
	Upprepningar							
	Vikt							

Konditionsträning

Träning	Kalorier	Distans	Tid

Vattenintag _____

Kyla ner _____

Känsla ☆☆☆☆☆

Anteckningar

Mål för idag _____ (M) (T) (O) (T) (F) (L) (S)

Muskelgrupp _____ Vikt _____ Datum / _____
Sträcka ◯ Uppvärmning _____ Tid

Styrketräning

Träning	Uppsättning	1	2	3	4	5	6	7
	Upprepningar							
	Vikt							
	Upprepningar							
	Vikt							
	Upprepningar							
	Vikt							
	Upprepningar							
	Vikt							
	Upprepningar							
	Vikt							
	Upprepningar							
	Vikt							
	Upprepningar							
	Vikt							
	Upprepningar							
	Vikt							

Konditionsträning

Träning	Kalorier	Distans	Tid

Vattenintag _____

Kyla ner _____

Känsla ☆☆☆☆☆

Anteckningar

Mål för idag _____ Ⓜ Ⓣ Ⓞ Ⓣ Ⓕ Ⓛ Ⓢ

Muskelgrupp _____ Vikt _____ Datum / _____
Sträcka ◯ Uppvärmning _____ Tid

Styrketräning

Träning	Uppsättning	1	2	3	4	5	6	7
	Upprepningar							
	Vikt							
	Upprepningar							
	Vikt							
	Upprepningar							
	Vikt							
	Upprepningar							
	Vikt							
	Upprepningar							
	Vikt							
	Upprepningar							
	Vikt							
	Upprepningar							
	Vikt							
	Upprepningar							
	Vikt							

Konditionsträning

Träning	Kalorier	Distans	Tid

Vattenintag _____

Kyla ner _____

Känsla ☆☆☆☆☆

Anteckningar

Mål för idag _____ (M) (T) (O) (T) (F) (L) (S)

Muskelgrupp _____ Vikt _____ Datum /_____
Sträcka ○ Uppvärmning _____ Tid

Styrketräning

Träning	Uppsättning	1	2	3	4	5	6	7
	Upprepningar							
	Vikt							
	Upprepningar							
	Vikt							
	Upprepningar							
	Vikt							
	Upprepningar							
	Vikt							
	Upprepningar							
	Vikt							
	Upprepningar							
	Vikt							
	Upprepningar							
	Vikt							
	Upprepningar							
	Vikt							

Konditionsträning

Träning	Kalorier	Distans	Tid

Vattenintag _____

Kyla ner _____

Känsla ☆☆☆☆☆

Anteckningar

Mål för idag _____ Ⓜ Ⓣ Ⓞ Ⓣ Ⓕ Ⓛ Ⓢ

Muskelgrupp _____ Vikt _____ Datum / _____
Sträcka ◯ Uppvärmning _____ Tid

Styrketräning

Träning	Uppsättning	1	2	3	4	5	6	7
	Upprepningar							
	Vikt							
	Upprepningar							
	Vikt							
	Upprepningar							
	Vikt							
	Upprepningar							
	Vikt							
	Upprepningar							
	Vikt							
	Upprepningar							
	Vikt							
	Upprepningar							
	Vikt							
	Upprepningar							
	Vikt							

Konditionsträning

Träning	Kalorier	Distans	Tid

Vattenintag _____

Kyla ner _____

Känsla ☆☆☆☆☆

Anteckningar

Mål för idag _____ Ⓜ Ⓣ Ⓞ Ⓣ Ⓕ Ⓛ Ⓢ

Muskelgrupp _____ Vikt _____ Datum / _____
Sträcka ◯ Uppvärmning _____ Tid

Styrketräning

Träning	Uppsättning	1	2	3	4	5	6	7
	Upprepningar							
	Vikt							
	Upprepningar							
	Vikt							
	Upprepningar							
	Vikt							
	Upprepningar							
	Vikt							
	Upprepningar							
	Vikt							
	Upprepningar							
	Vikt							
	Upprepningar							
	Vikt							
	Upprepningar							
	Vikt							

Konditionsträning

Träning	Kalorier	Distans	Tid

Vattenintag _____

Kyla ner _____

Känsla ☆☆☆☆☆

Anteckningar

Mål för idag _____ (M) (T) (O) (T) (F) (L) (S)

Muskelgrupp _____ Vikt _____ Datum / _____
Sträcka ◯ Uppvärmning _____ Tid

Styrketräning

Träning	Uppsättning	1	2	3	4	5	6	7
	Upprepningar							
	Vikt							
	Upprepningar							
	Vikt							
	Upprepningar							
	Vikt							
	Upprepningar							
	Vikt							
	Upprepningar							
	Vikt							
	Upprepningar							
	Vikt							
	Upprepningar							
	Vikt							
	Upprepningar							
	Vikt							

Konditionsträning

Träning	Kalorier	Distans	Tid

Vattenintag _____

Kyla ner _____

Känsla ☆☆☆☆☆

Anteckningar

Mål för idag _____   Ⓜ Ⓣ Ⓞ Ⓣ Ⓕ Ⓛ Ⓢ

Muskelgrupp _____   Vikt _____   Datum / _____
Sträcka ◯ Uppvärmning _____   Tid

Styrketräning

Träning	Uppsättning	1	2	3	4	5	6	7
	Upprepningar							
	Vikt							
	Upprepningar							
	Vikt							
	Upprepningar							
	Vikt							
	Upprepningar							
	Vikt							
	Upprepningar							
	Vikt							
	Upprepningar							
	Vikt							
	Upprepningar							
	Vikt							
	Upprepningar							
	Vikt							

Konditionsträning

Träning	Kalorier	Distans	Tid

Vattenintag _____

Kyla ner _____

Känsla ☆☆☆☆☆

Anteckningar

Mål för idag _____   (M) (T) (O) (T) (F) (L) (S)

Muskelgrupp _____   Vikt _____   Datum / _____
Sträcka ◯ Uppvärmning _____   Tid

Styrketräning

Träning	Uppsättning	1	2	3	4	5	6	7
	Upprepningar							
	Vikt							
	Upprepningar							
	Vikt							
	Upprepningar							
	Vikt							
	Upprepningar							
	Vikt							
	Upprepningar							
	Vikt							
	Upprepningar							
	Vikt							
	Upprepningar							
	Vikt							
	Upprepningar							
	Vikt							

Konditionsträning

Träning	Kalorier	Distans	Tid

Vattenintag _____
Kyla ner _____
Känsla ☆☆☆☆☆

Anteckningar

Mål för idag _____ (M) (T) (O) (T) (F) (L) (S)

Muskelgrupp _____ Vikt _____ Datum / _____
Sträcka ○ Uppvärmning _____ Tid

Styrketräning

Träning	Uppsättning	1	2	3	4	5	6	7
	Upprepningar							
	Vikt							
	Upprepningar							
	Vikt							
	Upprepningar							
	Vikt							
	Upprepningar							
	Vikt							
	Upprepningar							
	Vikt							
	Upprepningar							
	Vikt							
	Upprepningar							
	Vikt							
	Upprepningar							
	Vikt							

Konditionsträning

Träning	Kalorier	Distans	Tid

Vattenintag _____

Kyla ner _____

Känsla ☆☆☆☆☆

Anteckningar

Mål för idag _____   Ⓜ Ⓣ Ⓞ Ⓣ Ⓕ Ⓛ Ⓢ

Muskelgrupp _____   Vikt _____   Datum / _____
Sträcka ◯ Uppvärmning _____   Tid

Styrketräning

Träning	Uppsättning	1	2	3	4	5	6	7
	Upprepningar							
	Vikt							
	Upprepningar							
	Vikt							
	Upprepningar							
	Vikt							
	Upprepningar							
	Vikt							
	Upprepningar							
	Vikt							
	Upprepningar							
	Vikt							
	Upprepningar							
	Vikt							
	Upprepningar							
	Vikt							

Konditionsträning

Träning	Kalorier	Distans	Tid

Vattenintag _____

Kyla ner _____

Känsla ☆☆☆☆☆

Anteckningar

Mål för idag _____ Ⓜ Ⓣ Ⓞ Ⓣ Ⓕ Ⓛ Ⓢ

Muskelgrupp _____ Vikt _____ Datum / _____
Sträcka ◯ Uppvärmning _____ Tid

Styrketräning

Träning	Uppsättning	1	2	3	4	5	6	7
	Upprepningar							
	Vikt							
	Upprepningar							
	Vikt							
	Upprepningar							
	Vikt							
	Upprepningar							
	Vikt							
	Upprepningar							
	Vikt							
	Upprepningar							
	Vikt							
	Upprepningar							
	Vikt							
	Upprepningar							
	Vikt							

Konditionsträning

Träning	Kalorier	Distans	Tid

Vattenintag _____

Kyla ner _____

Känsla ☆☆☆☆☆

Anteckningar

Mål för idag _____ (M) (T) (O) (T) (F) (L) (S)

Muskelgrupp _____ Vikt _____ Datum / _____
Sträcka ◯ Uppvärmning _____ Tid

Styrketräning

Träning	Uppsättning	1	2	3	4	5	6	7
	Upprepningar							
	Vikt							
	Upprepningar							
	Vikt							
	Upprepningar							
	Vikt							
	Upprepningar							
	Vikt							
	Upprepningar							
	Vikt							
	Upprepningar							
	Vikt							
	Upprepningar							
	Vikt							
	Upprepningar							
	Vikt							

Konditionsträning

Träning	Kalorier	Distans	Tid

Vattenintag _____

Kyla ner _____

Känsla ☆☆☆☆☆

Anteckningar

Mål för idag _____ (M) (T) (O) (T) (F) (L) (S)

Muskelgrupp _____ Vikt _____ Datum / _____
Sträcka ◯ Uppvärmning _____ Tid

Styrketräning

Träning	Uppsättning	1	2	3	4	5	6	7
	Upprepningar							
	Vikt							
	Upprepningar							
	Vikt							
	Upprepningar							
	Vikt							
	Upprepningar							
	Vikt							
	Upprepningar							
	Vikt							
	Upprepningar							
	Vikt							
	Upprepningar							
	Vikt							
	Upprepningar							
	Vikt							

Konditionsträning

Träning	Kalorier	Distans	Tid

Vattenintag _____

Kyla ner _____

Känsla ☆☆☆☆☆

Anteckningar

Mål för idag _____ Ⓜ Ⓣ Ⓞ Ⓣ Ⓕ Ⓛ Ⓢ

Muskelgrupp _____ Vikt _____ Datum / _____
Sträcka ◯ Uppvärmning _____ Tid

Styrketräning

Träning	Uppsättning	1	2	3	4	5	6	7
	Upprepningar							
	Vikt							
	Upprepningar							
	Vikt							
	Upprepningar							
	Vikt							
	Upprepningar							
	Vikt							
	Upprepningar							
	Vikt							
	Upprepningar							
	Vikt							
	Upprepningar							
	Vikt							
	Upprepningar							
	Vikt							

Konditionsträning

Träning	Kalorier	Distans	Tid

Vattenintag _____

Kyla ner _____

Känsla ☆☆☆☆☆

Anteckningar

Mål för idag _____ (M) (T) (O) (T) (F) (L) (S)

Muskelgrupp _____ Vikt _____ Datum / _____
Sträcka ◯ Uppvärmning _____ Tid

Styrketräning

Träning	Uppsättning	1	2	3	4	5	6	7
	Upprepningar							
	Vikt							
	Upprepningar							
	Vikt							
	Upprepningar							
	Vikt							
	Upprepningar							
	Vikt							
	Upprepningar							
	Vikt							
	Upprepningar							
	Vikt							
	Upprepningar							
	Vikt							
	Upprepningar							
	Vikt							

Konditionsträning

Träning	Kalorier	Distans	Tid

Vattenintag _____

Kyla ner _____

Känsla ☆☆☆☆☆

Anteckningar

Mål för idag _____ Ⓜ Ⓣ Ⓞ Ⓣ Ⓕ Ⓛ Ⓢ

Muskelgrupp _____ Vikt _____ Datum / _____
Sträcka ◯ Uppvärmning _____ Tid

Styrketräning

Träning	Uppsättning	1	2	3	4	5	6	7
	Upprepningar							
	Vikt							
	Upprepningar							
	Vikt							
	Upprepningar							
	Vikt							
	Upprepningar							
	Vikt							
	Upprepningar							
	Vikt							
	Upprepningar							
	Vikt							
	Upprepningar							
	Vikt							
	Upprepningar							
	Vikt							

Konditionsträning

Träning	Kalorier	Distans	Tid

Vattenintag _____

Kyla ner _____

Känsla ☆☆☆☆☆

Anteckningar

Mål för idag _____   (M) (T) (O) (T) (F) (L) (S)

Muskelgrupp _____ Vikt _____ Datum / _____
Sträcka ○ Uppvärmning _____ Tid

Styrketräning

Träning	Uppsättning	1	2	3	4	5	6	7
	Upprepningar							
	Vikt							
	Upprepningar							
	Vikt							
	Upprepningar							
	Vikt							
	Upprepningar							
	Vikt							
	Upprepningar							
	Vikt							
	Upprepningar							
	Vikt							
	Upprepningar							
	Vikt							
	Upprepningar							
	Vikt							

Konditionsträning

Träning	Kalorier	Distans	Tid

Vattenintag _____

Kyla ner _____

Känsla ☆☆☆☆☆

Anteckningar

Mål för idag _____   (M) (T) (O) (T) (F) (L) (S)

Muskelgrupp _____   Vikt _____   Datum / _____
Sträcka ◯ Uppvärmning _____   Tid

Styrketräning

Träning	Uppsättning	1	2	3	4	5	6	7
	Upprepningar							
	Vikt							
	Upprepningar							
	Vikt							
	Upprepningar							
	Vikt							
	Upprepningar							
	Vikt							
	Upprepningar							
	Vikt							
	Upprepningar							
	Vikt							
	Upprepningar							
	Vikt							
	Upprepningar							
	Vikt							

Konditionsträning

Träning	Kalorier	Distans	Tid

Vattenintag _____

Kyla ner _____

Känsla ☆☆☆☆☆

Anteckningar

Mål för idag _____   (M) (T) (O) (T) (F) (L) (S)

Muskelgrupp _____ Vikt _____ Datum / _____
Sträcka ◯ Uppvärmning _____ Tid

Styrketräning

Träning	Uppsättning	1	2	3	4	5	6	7
	Upprepningar							
	Vikt							
	Upprepningar							
	Vikt							
	Upprepningar							
	Vikt							
	Upprepningar							
	Vikt							
	Upprepningar							
	Vikt							
	Upprepningar							
	Vikt							
	Upprepningar							
	Vikt							
	Upprepningar							
	Vikt							

Konditionsträning

Träning	Kalorier	Distans	Tid

Vattenintag _____

Kyla ner _____

Känsla ☆☆☆☆☆

Anteckningar

Mål för idag _____ Ⓜ Ⓣ Ⓞ Ⓣ Ⓕ Ⓛ Ⓢ

Muskelgrupp _____ Vikt _____ Datum / _____
Sträcka ◯ Uppvärmning_____ Tid

Styrketräning

Träning	Uppsättning	1	2	3	4	5	6	7
	Upprepningar							
	Vikt							
	Upprepningar							
	Vikt							
	Upprepningar							
	Vikt							
	Upprepningar							
	Vikt							
	Upprepningar							
	Vikt							
	Upprepningar							
	Vikt							
	Upprepningar							
	Vikt							
	Upprepningar							
	Vikt							

Konditionsträning

Träning	Kalorier	Distans	Tid

Vattenintag _____

Kyla ner _____

Känsla ☆☆☆☆☆

Anteckningar

Mål för idag _____ Ⓜ Ⓣ Ⓞ Ⓣ Ⓕ Ⓛ Ⓢ

Muskelgrupp _____ Vikt _____ Datum / _____
Sträcka ○ Uppvärmning _____ Tid

Styrketräning

Träning	Uppsättning	1	2	3	4	5	6	7
	Upprepningar							
	Vikt							
	Upprepningar							
	Vikt							
	Upprepningar							
	Vikt							
	Upprepningar							
	Vikt							
	Upprepningar							
	Vikt							
	Upprepningar							
	Vikt							
	Upprepningar							
	Vikt							
	Upprepningar							
	Vikt							

Konditionsträning

Träning	Kalorier	Distans	Tid

Vattenintag _____

Kyla ner _____

Känsla ☆☆☆☆☆

Anteckningar

Mål för idag _____ (M) (T) (O) (T) (F) (L) (S)

Muskelgrupp _____ Vikt _____ Datum / _____
Sträcka ◯ Uppvärmning _____ Tid

Styrketräning

Träning	Uppsättning	1	2	3	4	5	6	7
	Upprepningar							
	Vikt							
	Upprepningar							
	Vikt							
	Upprepningar							
	Vikt							
	Upprepningar							
	Vikt							
	Upprepningar							
	Vikt							
	Upprepningar							
	Vikt							
	Upprepningar							
	Vikt							
	Upprepningar							
	Vikt							

Konditionsträning

Träning

	Kalorier	Distans	Tid

Vattenintag _____

Kyla ner _____

Känsla ☆☆☆☆☆

Anteckningar

Mål för idag _____ Ⓜ Ⓣ Ⓞ Ⓣ Ⓕ Ⓛ Ⓢ

Muskelgrupp _____ Vikt _____ Datum / _____
Sträcka ◯ Uppvärmning _____ Tid

Styrketräning

Träning	Uppsättning	1	2	3	4	5	6	7
	Upprepningar							
	Vikt							
	Upprepningar							
	Vikt							
	Upprepningar							
	Vikt							
	Upprepningar							
	Vikt							
	Upprepningar							
	Vikt							
	Upprepningar							
	Vikt							
	Upprepningar							
	Vikt							
	Upprepningar							
	Vikt							

Konditionsträning

Träning	Kalorier	Distans	Tid

Vattenintag _____

Kyla ner _____

Känsla ☆☆☆☆☆

Anteckningar

Mål för idag _____ (M) (T) (O) (T) (F) (L) (S)

Muskelgrupp _____ Vikt _____ Datum / _____
Sträcka ◯ Uppvärmning_____ Tid

Styrketräning

Träning	Uppsättning	1	2	3	4	5	6	7
	Upprepningar							
	Vikt							
	Upprepningar							
	Vikt							
	Upprepningar							
	Vikt							
	Upprepningar							
	Vikt							
	Upprepningar							
	Vikt							
	Upprepningar							
	Vikt							
	Upprepningar							
	Vikt							
	Upprepningar							
	Vikt							

Konditionsträning

Träning	Kalorier	Distans	Tid

Vattenintag _____

Kyla ner _____

Känsla ☆☆☆☆☆

Anteckningar

Mål för idag _____ Ⓜ Ⓣ Ⓞ Ⓣ Ⓕ Ⓛ Ⓢ

Muskelgrupp _____ Vikt _____ Datum / _____
Sträcka ◯ Uppvärmning _____ Tid

Styrketräning

Träning	Uppsättning	1	2	3	4	5	6	7
	Upprepningar							
	Vikt							
	Upprepningar							
	Vikt							
	Upprepningar							
	Vikt							
	Upprepningar							
	Vikt							
	Upprepningar							
	Vikt							
	Upprepningar							
	Vikt							
	Upprepningar							
	Vikt							
	Upprepningar							
	Vikt							

Konditionsträning

Träning	Kalorier	Distans	Tid

Vattenintag _____

Kyla ner _____

Känsla ☆☆☆☆☆

Anteckningar

Mål för idag _____ (M) (T) (O) (T) (F) (L) (S)

Muskelgrupp _____ Vikt _____ Datum / _____
Sträcka ◯ Uppvärmning _____ Tid

Styrketräning

Träning	Uppsättning	1	2	3	4	5	6	7
	Upprepningar							
	Vikt							
	Upprepningar							
	Vikt							
	Upprepningar							
	Vikt							
	Upprepningar							
	Vikt							
	Upprepningar							
	Vikt							
	Upprepningar							
	Vikt							
	Upprepningar							
	Vikt							
	Upprepningar							
	Vikt							

Konditionsträning

Träning	Kalorier	Distans	Tid

Vattenintag _____

Kyla ner _____

Känsla ☆☆☆☆☆

Anteckningar

Mål för idag _____ Ⓜ Ⓣ Ⓞ Ⓣ Ⓕ Ⓛ Ⓢ

Muskelgrupp _____ Vikt _____ Datum / _____
Sträcka ○ Uppvärmning _____ Tid

Styrketräning

Träning	Uppsättning	1	2	3	4	5	6	7
	Upprepningar							
	Vikt							
	Upprepningar							
	Vikt							
	Upprepningar							
	Vikt							
	Upprepningar							
	Vikt							
	Upprepningar							
	Vikt							
	Upprepningar							
	Vikt							
	Upprepningar							
	Vikt							
	Upprepningar							
	Vikt							

Konditionsträning

Träning	Kalorier	Distans	Tid

Vattenintag _____

Kyla ner _____

Känsla ☆☆☆☆☆

Anteckningar

Mål för idag _____   (M) (T) (O) (T) (F) (L) (S)

Muskelgrupp _____ Vikt _____ Datum / _____
Sträcka ◯ Uppvärmning _____ Tid

Styrketräning

Träning	Uppsättning	1	2	3	4	5	6	7
	Upprepningar							
	Vikt							
	Upprepningar							
	Vikt							
	Upprepningar							
	Vikt							
	Upprepningar							
	Vikt							
	Upprepningar							
	Vikt							
	Upprepningar							
	Vikt							
	Upprepningar							
	Vikt							
	Upprepningar							
	Vikt							

Konditionsträning

Träning	Kalorier	Distans	Tid

Vattenintag _____

Kyla ner _____

Känsla ☆☆☆☆☆

Anteckningar

Mål för idag _____ (M) (T) (O) (T) (F) (L) (S)

Muskelgrupp _____ Vikt _____ Datum / _____
Sträcka ◯ Uppvärmning _____ Tid

Styrketräning

Träning	Uppsättning	1	2	3	4	5	6	7
	Upprepningar							
	Vikt							
	Upprepningar							
	Vikt							
	Upprepningar							
	Vikt							
	Upprepningar							
	Vikt							
	Upprepningar							
	Vikt							
	Upprepningar							
	Vikt							
	Upprepningar							
	Vikt							
	Upprepningar							
	Vikt							

Konditionsträning

Träning	Kalorier	Distans	Tid

Vattenintag _____

Kyla ner _____

Känsla ☆☆☆☆☆

Anteckningar

Mål för idag _____ Ⓜ Ⓣ Ⓞ Ⓣ Ⓕ Ⓛ Ⓢ

Muskelgrupp _____ Vikt _____ Datum / _____
Sträcka ◯ Uppvärmning _____ Tid

Styrketräning

Träning	Uppsättning	1	2	3	4	5	6	7
	Upprepningar							
	Vikt							
	Upprepningar							
	Vikt							
	Upprepningar							
	Vikt							
	Upprepningar							
	Vikt							
	Upprepningar							
	Vikt							
	Upprepningar							
	Vikt							
	Upprepningar							
	Vikt							
	Upprepningar							
	Vikt							

Konditionsträning

Träning	Kalorier	Distans	Tid

Vattenintag _____

Kyla ner _____

Känsla ☆☆☆☆☆

Anteckningar

Mål för idag _____ Ⓜ Ⓣ Ⓞ Ⓣ Ⓕ Ⓛ Ⓢ

Muskelgrupp _____ Vikt _____ Datum / _____
Sträcka ◯ Uppvärmning _____ Tid

Styrketräning

Träning	Uppsättning	1	2	3	4	5	6	7
	Upprepningar							
	Vikt							
	Upprepningar							
	Vikt							
	Upprepningar							
	Vikt							
	Upprepningar							
	Vikt							
	Upprepningar							
	Vikt							
	Upprepningar							
	Vikt							
	Upprepningar							
	Vikt							
	Upprepningar							
	Vikt							

Konditionsträning

Träning	Kalorier	Distans	Tid

Vattenintag _____

Kyla ner _____

Känsla ☆☆☆☆☆

Anteckningar

Mål för idag _____ (M) (T) (O) (T) (F) (L) (S)

Muskelgrupp _____ Vikt _____ Datum / _____
Sträcka ◯ Uppvärmning _____ Tid

Styrketräning

Träning	Uppsättning	1	2	3	4	5	6	7
	Upprepningar							
	Vikt							
	Upprepningar							
	Vikt							
	Upprepningar							
	Vikt							
	Upprepningar							
	Vikt							
	Upprepningar							
	Vikt							
	Upprepningar							
	Vikt							
	Upprepningar							
	Vikt							
	Upprepningar							
	Vikt							

Konditionsträning

Träning	Kalorier	Distans	Tid

Vattenintag _____

Kyla ner _____

Känsla ☆☆☆☆☆

Anteckningar

Mål för idag _____ (M) (T) (O) (T) (F) (L) (S)

Muskelgrupp _____ Vikt _____ Datum / _____
Sträcka ◯ Uppvärmning _____ Tid

Styrketräning

Träning	Uppsättning	1	2	3	4	5	6	7
	Upprepningar							
	Vikt							
	Upprepningar							
	Vikt							
	Upprepningar							
	Vikt							
	Upprepningar							
	Vikt							
	Upprepningar							
	Vikt							
	Upprepningar							
	Vikt							
	Upprepningar							
	Vikt							
	Upprepningar							
	Vikt							

Konditionsträning

Träning	Kalorier	Distans	Tid

Vattenintag _____

Kyla ner _____

Känsla ☆☆☆☆☆

Anteckningar

Mål för idag _____   (M) (T) (O) (T) (F) (L) (S)

Muskelgrupp _____   Vikt _____   Datum / _____
Sträcka ○ Uppvärmning _____   Tid

Styrketräning

Träning	Uppsättning	1	2	3	4	5	6	7
	Upprepningar							
	Vikt							
	Upprepningar							
	Vikt							
	Upprepningar							
	Vikt							
	Upprepningar							
	Vikt							
	Upprepningar							
	Vikt							
	Upprepningar							
	Vikt							
	Upprepningar							
	Vikt							
	Upprepningar							
	Vikt							

Konditionsträning

Träning	Kalorier	Distans	Tid

Vattenintag _____

Kyla ner _____

Känsla ☆☆☆☆☆

Anteckningar

Mål för idag _____ Ⓜ Ⓣ Ⓞ Ⓣ Ⓕ Ⓛ Ⓢ

Muskelgrupp _____ Vikt _____ Datum / _____
Sträcka ◯ Uppvärmning _____ Tid

Styrketräning

Träning	Uppsättning	1	2	3	4	5	6	7
	Upprepningar							
	Vikt							
	Upprepningar							
	Vikt							
	Upprepningar							
	Vikt							
	Upprepningar							
	Vikt							
	Upprepningar							
	Vikt							
	Upprepningar							
	Vikt							
	Upprepningar							
	Vikt							
	Upprepningar							
	Vikt							

Konditionsträning

Träning	Kalorier	Distans	Tid

Vattenintag _____

Kyla ner _____

Känsla ☆☆☆☆☆

Anteckningar

Mål för idag _____ (M) (T) (O) (T) (F) (L) (S)

Muskelgrupp _____ Vikt _____ Datum / _____
Sträcka ◯ Uppvärmning _____ Tid

Styrketräning

Träning	Uppsättning	1	2	3	4	5	6	7
	Upprepningar							
	Vikt							
	Upprepningar							
	Vikt							
	Upprepningar							
	Vikt							
	Upprepningar							
	Vikt							
	Upprepningar							
	Vikt							
	Upprepningar							
	Vikt							
	Upprepningar							
	Vikt							
	Upprepningar							
	Vikt							

Konditionsträning

Träning

	Kalorier	Distans	Tid

Vattenintag _____

Kyla ner _____

Känsla ☆☆☆☆☆

Anteckningar

Mål för idag _____ (M) (T) (O) (T) (F) (L) (S)

Muskelgrupp _____ Vikt _____ Datum / _____
Sträcka ◯ Uppvärmning _____ Tid

Styrketräning

Träning	Uppsättning	1	2	3	4	5	6	7
	Upprepningar							
	Vikt							
	Upprepningar							
	Vikt							
	Upprepningar							
	Vikt							
	Upprepningar							
	Vikt							
	Upprepningar							
	Vikt							
	Upprepningar							
	Vikt							
	Upprepningar							
	Vikt							
	Upprepningar							
	Vikt							

Konditionsträning

Träning	Kalorier	Distans	Tid

Vattenintag _____

Kyla ner _____

Känsla ☆☆☆☆☆

Anteckningar

Mål för idag _____   (M) (T) (O) (T) (F) (L) (S)

Muskelgrupp _____ Vikt _____ Datum / _____
Sträcka ○ Uppvärmning _____ Tid

Styrketräning

Träning	Uppsättning	1	2	3	4	5	6	7
	Upprepningar							
	Vikt							
	Upprepningar							
	Vikt							
	Upprepningar							
	Vikt							
	Upprepningar							
	Vikt							
	Upprepningar							
	Vikt							
	Upprepningar							
	Vikt							
	Upprepningar							
	Vikt							
	Upprepningar							
	Vikt							

Konditionsträning

Träning	Kalorier	Distans	Tid

Vattenintag _____

Kyla ner _____

Känsla ☆☆☆☆☆

Anteckningar

Mål för idag _____   Ⓜ Ⓣ Ⓞ Ⓣ Ⓕ Ⓛ Ⓢ

Muskelgrupp _____   Vikt _____   Datum / _____
Sträcka ◯ Uppvärmning _____   Tid

Styrketräning

Träning	Uppsättning	1	2	3	4	5	6	7
	Upprepningar							
	Vikt							
	Upprepningar							
	Vikt							
	Upprepningar							
	Vikt							
	Upprepningar							
	Vikt							
	Upprepningar							
	Vikt							
	Upprepningar							
	Vikt							
	Upprepningar							
	Vikt							
	Upprepningar							
	Vikt							

Konditionsträning

Träning	Kalorier	Distans	Tid

Vattenintag _____

Kyla ner _____

Känsla ☆☆☆☆☆

Anteckningar

Mål för idag _____   (M) (T) (O) (T) (F) (L) (S)

Muskelgrupp _____ Vikt _____ Datum / _____
Sträcka ○ Uppvärmning _____ Tid

Styrketräning

Träning	Uppsättning	1	2	3	4	5	6	7
	Upprepningar							
	Vikt							
	Upprepningar							
	Vikt							
	Upprepningar							
	Vikt							
	Upprepningar							
	Vikt							
	Upprepningar							
	Vikt							
	Upprepningar							
	Vikt							
	Upprepningar							
	Vikt							
	Upprepningar							
	Vikt							

Konditionsträning

Träning	Kalorier	Distans	Tid

Vattenintag _____

Kyla ner _____

Känsla ☆☆☆☆☆

Anteckningar

Mål för idag _____ (M) (T) (O) (T) (F) (L) (S)

Muskelgrupp _____ Vikt _____ Datum / _____
Sträcka ◯ Uppvärmning _____ Tid

Styrketräning

Träning	Uppsättning	1	2	3	4	5	6	7
	Upprepningar							
	Vikt							
	Upprepningar							
	Vikt							
	Upprepningar							
	Vikt							
	Upprepningar							
	Vikt							
	Upprepningar							
	Vikt							
	Upprepningar							
	Vikt							
	Upprepningar							
	Vikt							
	Upprepningar							
	Vikt							

Konditionsträning

Träning	Kalorier	Distans	Tid

Vattenintag _____

Kyla ner _____

Känsla ☆☆☆☆☆

Anteckningar

Mål för idag _____ (M) (T) (O) (T) (F) (L) (S)

Muskelgrupp _____ Vikt _____ Datum / _____
Sträcka ○ Uppvärmning _____ Tid

Styrketräning

Träning	Uppsättning	1	2	3	4	5	6	7
	Upprepningar							
	Vikt							
	Upprepningar							
	Vikt							
	Upprepningar							
	Vikt							
	Upprepningar							
	Vikt							
	Upprepningar							
	Vikt							
	Upprepningar							
	Vikt							
	Upprepningar							
	Vikt							
	Upprepningar							
	Vikt							

Konditionsträning

Träning	Kalorier	Distans	Tid

Vattenintag _____

Kyla ner _____

Känsla ☆☆☆☆☆

Anteckningar

Mål för idag _____ Ⓜ Ⓣ Ⓞ Ⓣ Ⓕ Ⓛ Ⓢ

Muskelgrupp _____ Vikt _____ Datum / _____
Sträcka ◯ Uppvärmning _____ Tid

Styrketräning

Träning	Uppsättning	1	2	3	4	5	6	7
	Upprepningar							
	Vikt							
	Upprepningar							
	Vikt							
	Upprepningar							
	Vikt							
	Upprepningar							
	Vikt							
	Upprepningar							
	Vikt							
	Upprepningar							
	Vikt							
	Upprepningar							
	Vikt							
	Upprepningar							
	Vikt							

Konditionsträning

Träning	Kalorier	Distans	Tid

Vattenintag _____

Kyla ner _____

Känsla ☆☆☆☆☆

Anteckningar

Mål för idag _____ (M) (T) (O) (T) (F) (L) (S)

Muskelgrupp _____ Vikt _____ Datum / _____
Sträcka ○ Uppvärmning _____ Tid

Styrketräning

Träning	Uppsättning	1	2	3	4	5	6	7
	Upprepningar							
	Vikt							
	Upprepningar							
	Vikt							
	Upprepningar							
	Vikt							
	Upprepningar							
	Vikt							
	Upprepningar							
	Vikt							
	Upprepningar							
	Vikt							
	Upprepningar							
	Vikt							
	Upprepningar							
	Vikt							

Konditionsträning

Träning	Kalorier	Distans	Tid

Vattenintag _____

Kyla ner _____

Känsla ☆☆☆☆☆

Anteckningar

Mål för idag _____ (M) (T) (O) (T) (F) (L) (S)

Muskelgrupp _____ Vikt _____ Datum / _____
Sträcka ○ Uppvärmning _____ Tid

Styrketräning

Träning	Uppsättning	1	2	3	4	5	6	7
	Upprepningar							
	Vikt							
	Upprepningar							
	Vikt							
	Upprepningar							
	Vikt							
	Upprepningar							
	Vikt							
	Upprepningar							
	Vikt							
	Upprepningar							
	Vikt							
	Upprepningar							
	Vikt							
	Upprepningar							
	Vikt							

Konditionsträning

Träning	Kalorier	Distans	Tid

Vattenintag _____

Kyla ner _____

Känsla ☆☆☆☆☆

Anteckningar

Mål för idag _____ Ⓜ Ⓣ Ⓞ Ⓣ Ⓕ Ⓛ Ⓢ

Muskelgrupp _____ Vikt _____ Datum / _____
Sträcka ◯ Uppvärmning _____ Tid

Styrketräning

Träning	Uppsättning	1	2	3	4	5	6	7
	Upprepningar							
	Vikt							
	Upprepningar							
	Vikt							
	Upprepningar							
	Vikt							
	Upprepningar							
	Vikt							
	Upprepningar							
	Vikt							
	Upprepningar							
	Vikt							
	Upprepningar							
	Vikt							
	Upprepningar							
	Vikt							

Konditionsträning

Träning	Kalorier	Distans	Tid

Vattenintag _____

Kyla ner _____

Känsla ☆☆☆☆☆

Anteckningar

Mål för idag _____   (M) (T) (O) (T) (F) (L) (S)

Muskelgrupp _____ Vikt _____ Datum / _____
Sträcka ◯ Uppvärmning _____ Tid

Styrketräning

Träning	Uppsättning	1	2	3	4	5	6	7
	Upprepningar							
	Vikt							
	Upprepningar							
	Vikt							
	Upprepningar							
	Vikt							
	Upprepningar							
	Vikt							
	Upprepningar							
	Vikt							
	Upprepningar							
	Vikt							
	Upprepningar							
	Vikt							
	Upprepningar							
	Vikt							

Konditionsträning

Träning	Kalorier	Distans	Tid

Vattenintag _____

Kyla ner _____

Känsla ☆☆☆☆☆

Anteckningar

Mål för idag _____ (M) (T) (O) (T) (F) (L) (S)

Muskelgrupp _____ Vikt _____ Datum / _____
Sträcka ◯ Uppvärmning _____ Tid

Styrketräning

Träning	Uppsättning	1	2	3	4	5	6	7
	Upprepningar							
	Vikt							
	Upprepningar							
	Vikt							
	Upprepningar							
	Vikt							
	Upprepningar							
	Vikt							
	Upprepningar							
	Vikt							
	Upprepningar							
	Vikt							
	Upprepningar							
	Vikt							
	Upprepningar							
	Vikt							

Konditionsträning

Träning	Kalorier	Distans	Tid

Vattenintag _____

Kyla ner _____

Känsla ☆☆☆☆☆

Anteckningar

Mål för idag _____ Ⓜ Ⓣ Ⓞ Ⓣ Ⓕ Ⓛ Ⓢ

Muskelgrupp _____ Vikt _____ Datum / _____
Sträcka ○ Uppvärmning _____ Tid

Styrketräning

Träning	Uppsättning	1	2	3	4	5	6	7
	Upprepningar							
	Vikt							
	Upprepningar							
	Vikt							
	Upprepningar							
	Vikt							
	Upprepningar							
	Vikt							
	Upprepningar							
	Vikt							
	Upprepningar							
	Vikt							
	Upprepningar							
	Vikt							
	Upprepningar							
	Vikt							

Konditionsträning

Träning	Kalorier	Distans	Tid

Vattenintag _____

Kyla ner _____

Känsla ☆☆☆☆☆

Anteckningar

Mål för idag _____ (M) (T) (O) (T) (F) (L) (S)

Muskelgrupp _____ Vikt _____ Datum / _____
Sträcka ○ Uppvärmning _____ Tid

Styrketräning

Träning	Uppsättning	1	2	3	4	5	6	7
	Upprepningar							
	Vikt							
	Upprepningar							
	Vikt							
	Upprepningar							
	Vikt							
	Upprepningar							
	Vikt							
	Upprepningar							
	Vikt							
	Upprepningar							
	Vikt							
	Upprepningar							
	Vikt							
	Upprepningar							
	Vikt							

Konditionsträning

Träning	Kalorier	Distans	Tid

Vattenintag _____

Kyla ner _____

Känsla ☆☆☆☆☆

Anteckningar

Mål för idag _____   (M) (T) (O) (T) (F) (L) (S)

Muskelgrupp _____   Vikt _____   Datum / _____
Sträcka ◯ Uppvärmning _____   Tid

Styrketräning

Träning	Uppsättning	1	2	3	4	5	6	7
	Upprepningar							
	Vikt							
	Upprepningar							
	Vikt							
	Upprepningar							
	Vikt							
	Upprepningar							
	Vikt							
	Upprepningar							
	Vikt							
	Upprepningar							
	Vikt							
	Upprepningar							
	Vikt							
	Upprepningar							
	Vikt							

Konditionsträning

Träning	Kalorier	Distans	Tid

Vattenintag _____

Kyla ner _____

Känsla ☆☆☆☆☆

Anteckningar

Mål för idag _____ (M) (T) (O) (T) (F) (L) (S)

Muskelgrupp _____ Vikt _____ Datum / _____
Sträcka ○ Uppvärmning _____ Tid

Styrketräning

Träning	Uppsättning	1	2	3	4	5	6	7
	Upprepningar							
	Vikt							
	Upprepningar							
	Vikt							
	Upprepningar							
	Vikt							
	Upprepningar							
	Vikt							
	Upprepningar							
	Vikt							
	Upprepningar							
	Vikt							
	Upprepningar							
	Vikt							
	Upprepningar							
	Vikt							

Konditionsträning

Träning	Kalorier	Distans	Tid

Vattenintag _____

Kyla ner _____

Känsla ☆☆☆☆☆

Anteckningar

Mål för idag _____ (M) (T) (O) (T) (F) (L) (S)

Muskelgrupp _____ Vikt _____ Datum / _____
Sträcka ◯ Uppvärmning _____ Tid

Styrketräning

Träning	Uppsättning	1	2	3	4	5	6	7
	Upprepningar							
	Vikt							
	Upprepningar							
	Vikt							
	Upprepningar							
	Vikt							
	Upprepningar							
	Vikt							
	Upprepningar							
	Vikt							
	Upprepningar							
	Vikt							
	Upprepningar							
	Vikt							
	Upprepningar							
	Vikt							

Konditionsträning

Träning	Kalorier	Distans	Tid

Vattenintag _____

Kyla ner _____

Känsla ☆☆☆☆☆

Anteckningar

Mål för idag _____ (M) (T) (O) (T) (F) (L) (S)

Muskelgrupp _____ Vikt _____ Datum / _____
Sträcka ◯ Uppvärmning _____ Tid

Styrketräning

Träning	Uppsättning	1	2	3	4	5	6	7
	Upprepningar							
	Vikt							
	Upprepningar							
	Vikt							
	Upprepningar							
	Vikt							
	Upprepningar							
	Vikt							
	Upprepningar							
	Vikt							
	Upprepningar							
	Vikt							
	Upprepningar							
	Vikt							
	Upprepningar							
	Vikt							

Konditionsträning

Träning	Kalorier	Distans	Tid

Vattenintag _____

Kyla ner _____

Känsla ☆☆☆☆☆

Anteckningar

Mål för idag _____   (M) (T) (O) (T) (F) (L) (S)

Muskelgrupp _____   Vikt _____   Datum / _____
Sträcka ◯ Uppvärmning _____   Tid

Styrketräning

Träning	Uppsättning	1	2	3	4	5	6	7
	Upprepningar							
	Vikt							
	Upprepningar							
	Vikt							
	Upprepningar							
	Vikt							
	Upprepningar							
	Vikt							
	Upprepningar							
	Vikt							
	Upprepningar							
	Vikt							
	Upprepningar							
	Vikt							
	Upprepningar							
	Vikt							

Konditionsträning

Träning	Kalorier	Distans	Tid

Vattenintag _____

Kyla ner _____

Känsla ☆☆☆☆☆

Anteckningar

Mål för idag _____   (M) (T) (O) (T) (F) (L) (S)

Muskelgrupp _____ Vikt _____ Datum / _____
Sträcka ◯ Uppvärmning _____ Tid

Styrketräning

Träning	Uppsättning	1	2	3	4	5	6	7
	Upprepningar							
	Vikt							
	Upprepningar							
	Vikt							
	Upprepningar							
	Vikt							
	Upprepningar							
	Vikt							
	Upprepningar							
	Vikt							
	Upprepningar							
	Vikt							
	Upprepningar							
	Vikt							
	Upprepningar							
	Vikt							

Konditionsträning

Träning	Kalorier	Distans	Tid

Vattenintag _____

Kyla ner _____

Känsla ☆☆☆☆☆

Anteckningar

Mål för idag _____ Ⓜ Ⓣ Ⓞ Ⓣ Ⓕ Ⓛ Ⓢ

Muskelgrupp _____ Vikt _____ Datum / _____
Sträcka ◯ Uppvärmning _____ Tid

Styrketräning

Träning	Uppsättning	1	2	3	4	5	6	7
	Upprepningar							
	Vikt							
	Upprepningar							
	Vikt							
	Upprepningar							
	Vikt							
	Upprepningar							
	Vikt							
	Upprepningar							
	Vikt							
	Upprepningar							
	Vikt							
	Upprepningar							
	Vikt							
	Upprepningar							
	Vikt							

Konditionsträning

Träning	Kalorier	Distans	Tid

Vattenintag _____

Kyla ner _____

Känsla ☆☆☆☆☆

Anteckningar

Mål för idag _____ (M) (T) (O) (T) (F) (L) (S)

Muskelgrupp _____ Vikt _____ Datum / _____
Sträcka ○ Uppvärmning _____ Tid

Styrketräning

Träning	Uppsättning	1	2	3	4	5	6	7
	Upprepningar							
	Vikt							
	Upprepningar							
	Vikt							
	Upprepningar							
	Vikt							
	Upprepningar							
	Vikt							
	Upprepningar							
	Vikt							
	Upprepningar							
	Vikt							
	Upprepningar							
	Vikt							
	Upprepningar							
	Vikt							

Konditionsträning

Träning	Kalorier	Distans	Tid

Vattenintag _____

Kyla ner _____

Känsla ☆☆☆☆☆

Anteckningar

Mål för idag _____ Ⓜ Ⓣ Ⓞ Ⓣ Ⓕ Ⓛ Ⓢ

Muskelgrupp _____ Vikt _____ Datum / _____
Sträcka ○ Uppvärmning _____ Tid

Styrketräning

Träning	Uppsättning	1	2	3	4	5	6	7
	Upprepningar							
	Vikt							
	Upprepningar							
	Vikt							
	Upprepningar							
	Vikt							
	Upprepningar							
	Vikt							
	Upprepningar							
	Vikt							
	Upprepningar							
	Vikt							
	Upprepningar							
	Vikt							
	Upprepningar							
	Vikt							

Konditionsträning

Träning	Kalorier	Distans	Tid

Vattenintag _____

Kyla ner _____

Känsla ☆☆☆☆☆

Anteckningar

Mål för idag _____ (M) (T) (O) (T) (F) (L) (S)

Muskelgrupp _____ Vikt _____ Datum / _____
Sträcka ◯ Uppvärmning _____ Tid

Styrketräning

Träning	Uppsättning	1	2	3	4	5	6	7
	Upprepningar							
	Vikt							
	Upprepningar							
	Vikt							
	Upprepningar							
	Vikt							
	Upprepningar							
	Vikt							
	Upprepningar							
	Vikt							
	Upprepningar							
	Vikt							
	Upprepningar							
	Vikt							
	Upprepningar							
	Vikt							

Konditionsträning

Träning	Kalorier	Distans	Tid

Vattenintag _____

Kyla ner _____

Känsla ☆☆☆☆☆

Anteckningar

Mål för idag _____ Ⓜ Ⓣ Ⓞ Ⓣ Ⓕ Ⓛ Ⓢ

Muskelgrupp _____ Vikt _____ Datum / _____
Sträcka ◯ Uppvärmning _____ Tid

Styrketräning

Träning	Uppsättning	1	2	3	4	5	6	7
	Upprepningar							
	Vikt							
	Upprepningar							
	Vikt							
	Upprepningar							
	Vikt							
	Upprepningar							
	Vikt							
	Upprepningar							
	Vikt							
	Upprepningar							
	Vikt							
	Upprepningar							
	Vikt							
	Upprepningar							
	Vikt							

Konditionsträning

Träning	Kalorier	Distans	Tid

Vattenintag _____

Kyla ner _____

Känsla ☆☆☆☆☆

Anteckningar

www.ingramcontent.com/pod-product-compliance
Lightning Source LLC
LaVergne TN
LVHW012125070526
838202LV00056B/5852